Das Müh

Vide Kochbuch

Erstaunlicher Leitfaden Mit Schnellen Und
Budgetfreundlichen Sous Vide Rezepten. Leichteres
Und Gesünderes Essen Für Ihre Familie Und
Freunde

Charlotte Green - Achim Krause

Herausgebers nicht ändern, verteilen, verkaufen, verwenden, zitieren oder umschreiben.

Hinweis auf den Haftungsausschluss:

Bitte beachten Sie, dass die in diesem Dokument enthaltenen Informationen nur zu Bildungs- und Unterhaltungszwecken dienen. Alle Anstrengungen wurden unternommen, um genaue, aktuelle und zuverlässige und vollständige Informationen zu präsentieren. Es werden keine Garantien jeglicher Art erklärt oder impliziert. Die Leser erkennen an, dass der Autor sich nicht an der rechtlichen, finanziellen, medizinischen oder professionellen Beratung beteiligt. Der Inhalt dieses Buches wurde aus verschiedenen Quellen abgeleitet. Bitte wenden Sie sich an einen lizenzierten Fachmann, bevor Sie die in diesem Buch beschriebenen Techniken ausprobieren.

Mit der Lektüre dieses Dokuments erklärt sich der Leser damit einverstanden, dass der Autor unter keinen Umständen für direkte oder indirekte Verluste verantwortlich ist, die durch die Verwendung der in diesem Dokument enthaltenen Informationen entstehen, einschließlich, aber nicht beschränkt auf Fehler, Auslassungen oder Ungenauigkeiten.

Inhaltsverzeichnis

Frühstück

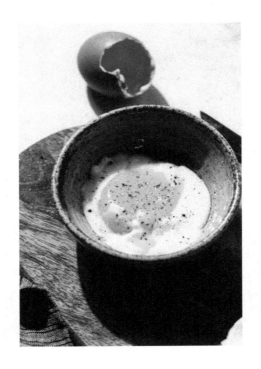

Herby Lamm mit Gemüse

Zubereitungszeit: 48 Stunden 30 Minuten

Kochzeit: 25-75 Minuten

Portionen: 8

Zutaten:

• 2 Lammschäfte, Knochen-in

• 1 Dose gewürfelte Tomaten mit Saft

• 1 Tasse Kalbsbrühe

• 1 Tasse Zwiebel, fein gewürfelt

• 1/2 Tasse Sellerie, fein gewürfelt

• 1/2 Tasse Karotte, fein gewürfelt

• 1/2 Tasse Rotwein

• 2 Zweige frischer Rosmarin

• Salz und schwarzer Pfeffer nach Geschmack

• 1 TL gemahlene Coria

• 1 TL gemahlener Kreuzkümmel

• 1 Teelöffel Thymian

Wegbeschreibungen:

1.Bereiten Sie ein Wasserbad vor und legen Sie den Sous Vide

hinein. Eingestellt auf 149 F.

2.Kombinieren Sie alle Zutaten und legen Sie es in einem

vakuumverschließbaren Beutel. Luft nach der

Wasserverdrängungsmethode abgeben, den Beutel versiegeln

und in das Wasserbad tauchen. Kochen Sie für 48 Stunden.

3.Sobald der Timer angehalten hat, entfernen Sie die Schäfte

und übertragen Sie auf eine Platte und erlauben Sie die

Kühlung für 48 Stunden. Reinigen Sie das Lamm entfernen

die Knochen und das Fett dann in Bisse hacken. Die fettfreien

Kochsäfte und Beißer lämmern in einen Topf geben. 10

Minuten bei großer Hitze kochen, bis sich die Sauce verdickt.

Dienen.

Ernährung: Kalorien 352, Fett 5, Ballaststoffe 3, Kohlenhydrate

7, Protein 5

Knoblauch Rack von Lamm

Zubereitungszeit: 1 Stunde 30 Minuten

Kochzeit: 25-75 Minuten

Portionen: 4

Zutaten:

• 2 EL Butter

• 2 Lammgestelle, französisch

• 1 EL Olivenöl

• 1 EL Sesamöl

• 4 Knoblauchzehen, gehackt

• 4 frische Basilikumzweige, halbiert

• Salz und schwarzer Pfeffer nach Geschmack

Wegbeschreibungen:

1.Bereiten Sie ein Wasserbad vor und legen Sie den Sous Vide hinein. Das Zahnfleisch mit Salz und Pfeffer würzen. Legen Sie das Rack in einen großen vakuumverschließbaren Beutel.

2.Freisetzung luft durch die Wasserverdrängungsmethode, Versiegeln und untertauchen Sie den Beutel in das Wasserbad. Kochen Sie für 1 Stunde und 15 Minuten.

3.Sobald der Timer angehalten hat, entfernen Sie das Rack und klopfen Sie mit Küchentuch trocken. Erhitzen Sie das Sesamöl in einer Pfanne bei großer Hitze und nähen Sie das Rack für 1 Minute pro Seite. Beiseite.

4.1 EL Butter in die Pfanne geben und die Hälfte Knoblauch und die Hälfte Basilikum dazugeben. Oben über dem Rack. Sear das Rack für 1 Minute. Drehen Sie sich um und gießen Sie mehr Butter. Wiederholen Sie den Vorgang für alle Racks. Schneiden Sie das Rack in Einzelstücke und servieren Sie 4 Stücke in jeder Platte. Mit dem Salz abschmecken.

Ernährung: Kalorien 352, Fett 5, Ballaststoffe 3, Kohlenhydrate 7, Protein 5

Tomaten Ramekins

Zubereitungszeit: 10 Minuten

Kochzeit: 40 Minuten

Portionen: 6

Zutaten:

• 2 Esslöffel Petersilie, gehackt

• 8 Eier, besen

• 2 Esslöffel Parmesan, gerieben

• 1/2 Teelöffel Koriander, gemahlen

• 1 Tasse Kirschtomaten, gewürfelt

• Salz und schwarzer Pfeffer nach Geschmack

• 1/2 Teelöffel Chilipulver

Wegbeschreibungen:

1. In eine Schüssel, mischen Sie die Eier mit den Tomaten und den anderen Zutaten und schneebestreuen Sie gut.

2. Pour diese Mischung in Ramekins, führen Sie sie in Ihre Sous vide Wasserofen, fügen Sie Wasser auf halbem Weg und kochen bei 174 Grad F für 40 Minuten.

3.Teilen Sie zwischen den Tellern und servieren zum

Frühstück.

Ernährung: Kalorien 340 Fett 13 Ballaststoffe 3 Kohlenhydrate

12 Protein 17

Kokos-Leeks Mix

Zubereitungszeit: 10 Minuten

Kochzeit: 40 Minuten

Portionen: 4

Zutaten:

• 1/2 Teelöffel Kreuzkümmel, gemahlen

• 1 Esslöffel Schnittlauch, gehackt

• Salz und schwarzer Pfeffer nach Geschmack

• 1/4 Teelöffel Knoblauchpulver

• 2 Lauch, gehackt

• 8 Eier, besen

• 1/4 Tasse Kokosmilch

• 1/2 Teelöffel Rosmarin, getrocknet

Wegbeschreibungen:

1.In eine Schüssel, mischen Sie die Eier mit dem Lauch, Milch und den anderen Zutaten, gut bestreuen und in 4 Ramekins teilen.

2.Legen Sie sie in Ihre Sous vide Maschine, fügen Sie Wasser auf halbem Weg und kochen bei 176 Grad F für 40 Minuten.

3.Teilen Sie zwischen den Tellern und servieren zum Frühstück.

Ernährung: Kalorien 340 Fett 12 Ballaststoffe 3 Kohlenhydrate 8 Protein 13

Mandel Hafer

Zubereitungszeit: 10 Minuten

Kochzeit: 2 Stunden

Portionen: 2

Zutaten:

- 1/2 Teelöffel Vanilleextrakt

- 1/2 Tasse Mandelmilch

- 3/4 Tasse Kokoscreme

- 1 Teelöffel Zimtpulver

- 1 Tasse altmodischer Hafer

- 1/2 Tasse Mandeln, gemahlen

Wegbeschreibungen:

1.In einen Reißverschlussbeutel, mischen Sie den Hafer mit der Sahne, Milch und den anderen Zutaten, werfen, versiegeln Sie den Beutel, tauchen Sie in den Wasserofen und kochen Bei 180 Grad F für 2 Stunden.

2.Teilen Sie in Schalen und servieren.

Ernährung: Kalorien 260 Fett 12 Ballaststoffe 4 Kohlenhydrate

8 Protein 16

Gemahlenes Rindfleisch und Eier Ramekins

Zubereitungszeit: 10 Minuten

Kochzeit: 30 Minuten

Portionen: 4

Zutaten:

•8 Eier, besen

•1/2 Teelöffel Chilipulver

•1 gelbe Zwiebel, gehackt

•1 Tasse Babyspinat, gerissen

•Salz und schwarzer Pfeffer nach Geschmack

•1 Pfund Rindfleischeintopffleisch, gemahlen

•1 Esslöffel Olivenöl

•4 Pilze, in Scheiben geschnitten

Wegbeschreibungen:

1.Erhitzen Sie eine Pfanne mit dem Öl bei mittlerer Hitze,

fügen Sie die Pilze und die Zwiebel und sauté für 5 Minuten.

2.Fügen Sie das Fleisch, braun für weitere 5 Minuten und nehmen Sie die Hitze.

3.Teilen Sie die Mischung in 4 Ramekins, fügen Sie die Eier und die restlichen Zutaten sowie, legen Sie die Ramekins in den Wasserofen, fügen Sie Wasser auf halbem Weg und kochen bei 167 Grad F für 20 Minuten.

4.Unterteilen Sie zwischen den Platten und servieren Sie sofort.

Ernährung: Kalorien 245 Fett 7 Ballaststoffe 6 Kohlenhydrate 14 Protein 22

Pancetta & Lammeintopf

Zubereitungszeit: 24 Stunden 25 Minuten

Kochzeit: 25-75 Minuten

Portionen: 6

Zutaten:

• 2 Pfund knochenlose Lammschulter, gewürfelt

• 4 oz Pancetta, in Streifen geschnitten

• 1 Tasse Rotwein

• 2 EL Tomatenmark

• 1 Tasse Rinderbrühe

• 4 große Schalotten, geviertelt

• 4 Baby-Karotten, gehackt

• 4 Stiele Sellerie, gehackt

• 3 Knoblauchzehen, zerschlagen

• 1 Pfund Fingerling Kartoffeln, in der Längsrichtung
geschnitten

• 4 oz getrocknete Portobello Pilze

• 3 Zweige frischer Rosmarin

- 3 Zweige frischer Thymian

- Salz und schwarzer Pfeffer nach Geschmack

Wegbeschreibungen:

1. Bereiten Sie ein Wasserbad vor und legen Sie den Sous Vide hinein. Eingestellt auf 146 F.

2. Erhitzen Sie eine Pfanne bei mittlerer Hitze und kochen Sie die Pancetta, bis sie gebräunt ist. Beiseite. Das Lamm mit Salz und Pfeffer würzen und in der gleichen Pfanne anrühren. Beiseite. In der gleichen Pfanne gießen Sie den Wein und Lager und reduzieren.

3. Legen Sie die Weinmischung, Lamm, Pancetta, Saft, Gemüse und Kräuter in einem vakuumversiegelbaren Beutel. Luft nach der Wasserverdrängungsmethode abgeben, den Beutel versiegeln und in das Wasserbad tauchen. Kochen Sie für 24 Stunden.

4. Sobald der Timer angehalten hat, entfernen Sie den Beutel und übertragen Sie die Kochsäfte in einen heißen Topf bei mittlerer Hitze und kochen Sie für 15 Minuten, bis die

Flüssigkeit reduziert hat. Das Lamm in den Topf geben und gut rühren.

Ernährung: Kalorien 352, Fett 5, Ballaststoffe 3, Kohlenhydrate 7, Protein 5

Tomatensalat und Balsamico Avocado

Zubereitungszeit: 10 Minuten

Kochzeit: 15 Minuten

Portionen: 4

Zutaten:

- 1 Avocado, geschält, entsteint und gewürfelt

- 2 Gurken, gewürfelt

- 1 Esslöffel Balsamico-Essig

- Eine Prise Salz und schwarzer Pfeffer

- 1 Esslöffel Schnittlauch, gehackt

- 1/2 Pfund Kirschtomaten, halbiert

- 1 Esslöffel Avocadoöl

- 1/2 Teelöffel Rosmarin, getrocknet

- 1/2 Teelöffel Chilipulver

Wegbeschreibungen:

1.In eine Sous-Vide-Tasche, mischen Sie die Tomaten mit dem

Avocadoöl, Avocado und den anderen Zutaten, tosen,

versiegeln Sie den Beutel und kochen Sie bei 165 Grad F für 15 Minuten.

2.Teilen Sie in Schüsseln und servieren zum Frühstück.

Ernährung: Kalorien 424 Fett 23 Ballaststoffe 12

Kohlenhydrate 42 Protein 15

Zitroneneier

Zubereitungszeit: 10 Minuten

Kochzeit: 20 Minuten

Portionen: 4

Zutaten:

• Salz und schwarzer Pfeffer nach Geschmack

• 4 Eier, besen

• 2 Teelöffel Zitronenthymian, gehackt

• 1/2 Tasse Schnittlauch, gehackt

• Saft von 1 Zitrone

Wegbeschreibungen:

1. In eine Sous-Vide-Tasche, mischen Sie die Eier mit dem
Zitronenthymian, Schnittlauch und den anderen Zutaten,
bestreuen und versiegeln.

2. Tauchen Sie den Beutel in den Wasserofen und kochen bei
167 Grad F für 20 Minuten.

3. Teilen Sie zwischen den Tellern und servieren zum
Frühstück.

Ernährung: Kalorien 203 Fett 7 Ballaststoffe 2 Kohlenhydrate

11 Protein 8

Apfelsalat

Zubereitungszeit: 5 Minuten

Kochzeit: 20 Minuten

Portionen: 2

Zutaten:

- 1 Teelöffel Zimtpulver

- 2 Teelöffel Rohhonig

- 1 Teelöffel Vanilleextrakt

- 1/2 Pfund Äpfel, entkernt und in Keile geschnitten

- 1/4 Tasse Mandelmilch

Wegbeschreibungen:

1.In eine Sous-Vide-Tasche, mischen Sie die Äpfel mit der Milch und den anderen Zutaten, werfen, versiegeln Sie den Beutel, tauchen Sie in den Wasserofen und kochen Bei 165 Grad F für 20 Minuten.

2.Den Salat in Schüsseln teilen und zum Frühstück servieren.

Ernährung: Kalorien 305 Fett 19 Ballaststoffe 5 Kohlenhydrate 29 Protein 8

Würziges Lamm Kebabs

Zubereitungszeit: 2 Stunden 20 Minuten

Kochzeit: 25-75 Minuten

Portionen: 4

Zutaten:

• 1 Pfund Bein Lamm, ohne Knochen, gewürfelt

• 2 EL Chilipaste

• 1 EL Olivenöl

• Salz nach Geschmack

• 1 TL Kreuzkümmel

• 1 TL Koriander

• 1/2 TL schwarzer Pfeffer

• Griechischer Joghurt

• Frische Minzblätter für Portionen

Wegbeschreibungen:

1.Bereiten Sie ein Wasserbad vor und legen Sie den Sous Vide

hinein. Set auf 134 F. Kombinieren Sie alle Zutaten und legen

Sie sie in einen vakuumverschließbaren Beutel. Luft nach der ıngsmethode abgeben, den Beutel versiegeln

ıad tauchen. Kochen Sie für 2 Stunden.

ıımer angehalten hat, entfernen Sie das Lamm

und trocknen Sie es. Die Lämmer auf einen Grill geben und 5

Minuten kochen lassen. Beiseite stellen und 5 Minuten ruhen

lassen. Mit griechischem Joghurt und Minze servieren.

Ernährung: Kalorien 352, Fett 5, Ballaststoffe 3, Kohlenhydrate

7, Protein 5

Chives Avocado Quinoa

Zubereitungszeit: 10 Minuten

Kochzeit: 30 Minuten

Portionen: 4

Zutaten:

- 1/2 Teelöffel Koriander, gemahlen

- 1/2 Teelöffel Chilipulver

- Eine Prise Salz und schwarzer Pfeffer

- 1 Teelöffel Chilipulver

- 1/2 Teelöffel süße Paprika

- 1 Tasse Quinoa

- 2 Tassen Gemüsebrühe

- 1 Avocado, geschält, entsteint und gewürfelt

- 1 Esslöffel Schnittlauch, gehackt

Wegbeschreibungen:

1. In einen Reißverschlussbeutel, mischen Sie die Quinoa mit

dem Vorrat und den anderen Zutaten, werfen Sie, versiegeln

Sie den Beutel, tauchen Sie in den Wasserofen und kochen Sie

bei 165 Grad F für 30 Minuten.

2.Teilen Sie in Schüsseln und servieren zum Frühstück.

Ernährung: Kalorien 300 Fett 12 Ballaststoffe 6 Kohlenhydrate

16 Protein 6

Erdbeerschalen

Zubereitungszeit: 10 Minuten

Kochzeit: 25 Minuten

Portionen: 4

Zutaten:

•1/4 Teelöffel Rohhonig

•1/2 Esslöffel Limettensaft

•2 Teelöffel Vanilleextrakt

•1 Tasse Erdbeeren

•1 Tasse Kokosmilch

Wegbeschreibungen:

1.In eine Sous-Vide-Tasche, mischen Sie die Beeren mit dem Honig und den anderen Zutaten, werfen Sie sanft, versiegeln Sie den Beutel und kochen Sie im Wasserofen für 25 Minuten bei 117 Grad F.

2.Teilen Sie in Schüsseln und servieren zum Frühstück.

Ernährung: Kalorien 197 Fett 2 Ballaststoffe 3 Kohlenhydrate 36 Protein 6

Lammschaft mit Gemüse & süße Sauce

Zubereitungszeit: 48 Stunden 45 Minuten

Kochzeit: 25-75 Minuten

Portionen: 4

Zutaten:

• 4 Lammschäfte

• 2 EL Öl

• 2 Tassen Allzweckmehl

• 1 rote Zwiebel, in Scheiben geschnitten

• 4 Knoblauchzehen, zerschlagen und geschält

• 4 Karotten, mittelgewürfelt

• 4 Stiele Sellerie, mittelgewürfelt

• 3 EL Tomatenmark

• 1/2 Tasse Sherry-Weinessig

• 1 Tasse Rotwein

• 3/4 Tasse Honig

• 1 Tasse Rinderbrühe

- 4 Zweige frischer Rosmarin

- 2 Lorbeerblätter

- Salz und schwarzer Pfeffer nach Geschmack

Wegbeschreibungen:

1. Bereiten Sie ein Wasserbad vor und legen Sie den Sous Vide hinein. Auf 155 F eingestellt.

2. Erhitzen Sie das Öl in einer Pfanne bei großer Hitze. Die Schäfte mit Salzpfeffer und Mehl würzen. Sear bis goldbraun. Beiseite. Reduzieren Sie die Hitze und kochen Sie die Zwiebel, Karotten, Knoblauch und Sellerie für 10 Minuten. Mit Salz und Pfeffer abschmecken. Die Tomatenmark unterrühren und noch 1 Minute kochen lassen. Essig, Vorrat, Wein, Honig, Lorbeerblätter hinzufügen. Kochen Sie für 2 Minuten.

3. Legen Sie das Gemüse, sauce und Lämmer in einem vakuumverschließbaren Beutel. Luft nach der Wasserverdrängungsmethode abgeben, den Beutel versiegeln und in das Wasserbad tauchen. Kochen Sie für 48 Stunden.

4.Sobald der Timer angehalten hat, entfernen Sie die Schäfte und trocknen Sie sie. Reservieren Sie die Kochsäfte. Die Schäfte für 5 Minuten bis golden sear. Einen Topf bei mittlerer Hitze erhitzen und die Kochsäfte gießen. Kochen, bis reduziert (ca. 10 Minuten. Die Schäfte auf einen Teller geben und mit der Sauce überziehen.

Ernährung: Kalorien 352, Fett 5, Ballaststoffe 3, Kohlenhydrate 7, Protein 5

Süßkartoffel-Mix

Zubereitungszeit: 10 Minuten

Kochzeit: 30 Minuten

Portionen: 4

Zutaten:

- Eine Prise Salz und schwarzer Pfeffer

- 3 Esslöffel griechischer Joghurt

- 1 Teelöffel Oregano, getrocknet

- 1 Esslöffel Schnittlauch, gehackt

- 1/2 Pfund Süßkartoffeln, geschält und gewürfelt

- 4 Eier, besen

- 1/2 Teelöffel süße Paprika

Wegbeschreibungen:

1. In einer Schüssel, mischen Sie die Süßkartoffeln mit den Eiern und den anderen Zutaten, bestreuen und gießen Sie alles in einen Reißverschlussbeutel.

2. Versiegeln Sie den Beutel, tauchen Sie in den Wasserofen und kochen bei 165 Grad F für 30 Minuten.

3.Teilen Sie die Mischung in Schüsseln und servieren.

Ernährung: Kalorien 438 Fett 13 Ballaststoffe 9 Kohlenhydrate

64 Protein 26

Walnuss- und Beerenschalen

Zubereitungszeit: 10 Minuten

Kochzeit: 30 Minuten

Portionen: 4

Zutaten:

• 1 Tasse Kokoscreme

• 1 Esslöffel Rosinen

• 1/2 Teelöffel Vanilleextrakt

• 1 Tasse Walnüsse, gehackt

• 1/2 Tasse altmodischer Hafer

• 1 Tasse Brombeeren

Wegbeschreibungen:

1.In eine Sous-Vide-Tasche, mischen Sie die Walnüsse mit den Beeren und den anderen Zutaten, tossen, versiegeln Sie den Beutel und kochen Sie im Wasserofen bei 160 Grad F für 30 Minuten.

2.Teilen Sie in Schalen und servieren.

Ernährung: Kalorien 224 Fett 12 Ballaststoffe 5 Kohlenhydrate

15 Protein 5

Peppery Zitrone Lamm Koteletts mit Papaya Chutney

Zubereitungszeit: 1 Stunde 15 Minuten

Kochzeit: 25-75 Minuten

Portionen: 4

Zutaten:

• 8 Lammkoteletts

• 2 EL Olivenöl

• 1/2 TL Garam Masala

• 1/4 TL Zitronenpfeffer

• Dash Knoblauchpfeffer

• Salz und schwarzer Pfeffer nach Geschmack

• 1/2 Tasse Joghurt

• 1/4 Tasse frischer Koriander, gehackt

• 2 EL Papaya Chutney

• 1 EL Currypulver

• 1 EL Zwiebel, fein gehackt

• Gehackter Koriander zum Garnieren

Wegbeschreibungen:

1.Bereiten Sie ein Wasserbad vor und legen Sie den Sous Vide hinein. Auf 138 F. Die Koteletts mit Olivenöl bürsten und mit dem Garam Masala, Zitronenpfeffer, Knoblauchpulver, Salz und Pfeffer auffrischen. Legen Sie die Koteletts in einen vakuumverschließbaren Beutel. Luft nach der Wasserverdrängungsmethode abgeben, den Beutel versiegeln und in das Wasserbad tauchen. Kochen Sie für 1 Stunde.

2.In der Zwischenzeit die Sauce mischen den Joghurt, Papaya Chutney, Koriander, Currypulver und Zwiebel. Transfer auf eine Platte. Sobald der Timer angehalten hat, entfernen Sie das Lamm und trocknen Sie es.

3.Erhitzen Sie das restliche Öl in einer Pfanne bei mittlerer Hitze und nähen Sie das Lamm für 30 Sekunden pro Seite. Mit einem Backblech abseihen. Die Koteletts mit der Joghurtsauce servieren. Mit Koriander garnieren.

Ernährung: Kalorien 352, Fett 5, Ballaststoffe 3, Kohlenhydrate 7, Protein 5

Mittagessen

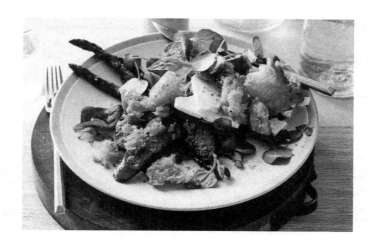

Rotwein Pflaumestrauch

Zubereitungszeit: 15 Minuten, Kochzeit: 1 Stunde 30 Minuten,

Portionen: 8

Zutaten

• 2 Tassen rote Pflaume, entsteint, gewürfelt

• 1 Tasse ultrafeinen Zucker

• 1 Tasse Rotwein

• 1 Tasse Rotweinessig

• 1 Zimtstab

• 1 Nelken

• 1/2 Teelöffel Vanillebohnenpaste

Wegbeschreibungen:

1.Bereiten Sie Ihr Sous Vide Wasserbad mit Ihrem

Tauchzirkulator vor und erhöhen Sie die Temperatur auf

180oF.

2.Fügen Sie alle aufgeführten Zutaten zu einem

wiederverschließbaren Beutel hinzu.

3.Seal mit der Tauchmethode und kochen für 90 Minuten.

4.Strain und entsorgen Sie die Zimtstange, Nelken und

Pflaumen.

5.Chill und servieren!

Ernährung: Kalorien 28, Kohlenhydrate 2 g, Fette 0 g, Protein

5 g

Lammschulter

Zubereitungszeit: 10 Minuten, Kochzeit: 8 Stunden, Portionen:

10

Zutaten:

• 2 Pfund Lammschulter, Knochen entfernt

• 1 Knoblauchzehe

• 2 EL Olivenöl

• 2 Rosmarinzweige

• Salz und Pfeffer nach Geschmack

Wegbeschreibungen:

1. Das Wasserbad auf 180oF vorheizen.

2. Würzen Sie den Lammschaft mit Salz und Pfeffer.

3. Put das Lamm in den Vakuumbeutel, Hinzufügen von

Rosmarin-Zweige, Olivenöl und Knoblauch.

4. Versiegeln Sie den Beutel.

5. Stellen Sie den Koch-Timer für 8 Stunden.

6. Servieren Sie mit gekochten Kartoffeln gießen die Kochsäfte

über.

Ernährung: Kalorien 225, Kohlenhydrate 7 g, Fette 13 g,

Protein 20 g

Mediterraner Schweineeintopf

Zubereitungszeit: 5 Minuten, Kochzeit: 6 Stunden, Portionen: 5

Zutaten:

- 1 Schweinelende, in Würfel geschnitten

- 1/2 Tasse, Weißwein

- 1 mittelgroße Tomate, gewürfelt

- 1 Karotte, in Scheiben geschnitten

- 1 rote Zwiebel, dick gehackt

- 2 Esslöffel Olivenöl

- 2 Zweige, frischer Rosmarin

- 1 Dose, gekochte weiße Bohnen, entwässert

- Salz/Pfeffer

Wegbeschreibungen:

1. Bereiten Sie Ihr Sous Vide Wasserbad vor, indem Sie einen Tauchzirkulator anbringen und die Temperatur auf 140oF einstellen.

2.In eine Frittantopfpfanne, erhitzen Sie das Olivenöl und sautieren Sie die Schweinewürfel mit den Karotten, Zwiebeln und Knoblauch für 3-4 Minuten. Mit Salz und Pfeffer abschmecken.

3.Legen Sie die Schweinewürfel mit allen Zutaten (mit Ausnahme der gekochten weißen Bohnen) in den Beutel. Versiegeln Sie mit einem Vakuumversiegelungs- oder Wasserverschiebungsverfahren.

4.Lassen Sie im Bad des Wassers für 6 Stunden kochen.

5.Entfernen Sie alles aus dem Beutel und servieren Sie über die gekochten weißen Bohnen mit ein wenig Olivenöl und Petersilie (optional) auf der Oberseite.

Ernährung: Kalorien 380, Kohlenhydrate 6. 8 g, Fette 17 g, Protein 50,1 g

Schlichter Lammschaft mit Cranberry-Sauce

Zubereitungszeit: 10 Minuten, Kochzeit: 48 Stunden,

Portionen: 10

Zutaten:

• 1 Lammschaft

• 2 EL Olivenöl

• 2 Knoblauchzehen, grob gehackt

• Salz und Pfeffer nach Geschmack

• Sous Vide Preiselbeersauce

Wegbeschreibungen:

1. Das Wasserbad auf 144oF vorheizen.

2. Bestreuen Sie den Lammschaft mit Salz und Pfeffer. Mit Olivenöl und Knoblauch in den Vakuumbeutel geben.

3. Versiegeln Sie den Beutel.

4. Stellen Sie die Garzeit für 48 Stunden.

5. Servieren Sie mit gekochter Kartoffel und Sous Vide Cranberry-Sauce.

Ernährung: Kalorien 300, Kohlenhydrate 20 g, Fette 12 g,

Protein 28 g

Abendessen

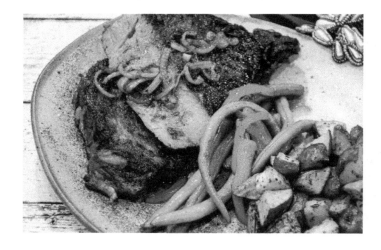

Senf Huhn und Kapern

Zubereitungszeit: 10 Minuten

Kochzeit: 50 Minuten

Portionen: 4

Zutaten:

• 2 Esslöffel Avocadoöl

• 2 Pfund Hähnchenbrust, hautlos, knochenlos und in Streifen geschnitten

• 1 Esslöffel Kapern, entwässert

• 3 Jakobsmuscheln gehackt

• 1 Esslöffel Senf

• 1 Esslöffel Kalkschale, gerieben

• Saft 1 Limette

• 3/4 Tasse Hühnerbrühe

• Eine Prise Salz und schwarzer Pfeffer

• 1 Esslöffel Petersilie, gehackt

Wegbeschreibungen:

1.In eine große Sous-Vide-Tasche, mischen Sie das Huhn mit dem Öl, Kapern und den anderen Zutaten, versiegeln Sie den Beutel und kochen Sie im Wasserbad bei 180 Grad F für 50 Minuten.

2.Teilen Sie die Mischung zwischen den Platten und servieren.

Ernährung: Kalorien 200 Fett 9 Ballaststoffe 2 Kohlenhydrate 5 Protein 10

Chicken Oberschenkel mit Karottenpüree

Zubereitungszeit: 60 Minuten

Kochzeit: 50-120 Minuten

Portionen: 5

Zutaten:

- 2 Pfund Hühnerschenke

- 1 Tasse Karotten, dünn geschnitten

- 2 EL Olivenöl

- 1/4 Tasse fein gehackte Zwiebel

- 2 Tassen Hühnerbrühe

- 2 EL frische Petersilie, fein gehackt

- 2 zerkleinerte Knoblauchzehen

- Salz und schwarzer Pfeffer nach Geschmack

Wegbeschreibungen:

Machen Sie ein Wasserbad, legen Sie Sous Vide hinein und

setzen Sie auf 167 F.

1.Waschen Sie die Hähnchenschenklchen unter kaltem fließendem Wasser und klopfen Sie trocken mit einem Küchenpapier. Beiseite.

2.In einer Schüssel, kombinieren Sie 1 Esslöffel Olivenöl, Petersilie, Salz und Pfeffer. Gut umrühren und die Oberschenkel großzügig mit der Mischung bürsten.

3.Legen Sie in eine große vakuumverschließbare Tasche und fügen Sie Hühnerbrühe.

4.Drücken Sie den Beutel, um die Luft zu entfernen.

5.Versiegeln Sie den Beutel und legen Sie in das Wasserbad und stellen Sie den Timer für 45 Minuten.

6.Sobald der Timer angehalten hat, entfernen Sie die Oberschenkel aus dem Beutel und klopfen Sie sie trocken.

7.Reservieren Sie die Kochflüssigkeit.

8.In der Zwischenzeit bereiten Sie die Karotten. Auf einen Mixer übertragen und verarbeiten, bis er püriert ist. Beiseite.

9.Erhitzen Sie das restliche Olivenöl in einer großen Pfanne bei mittlerer Hitze.

10.Knoblauch und Zwiebel hinzufügen und ca. 1-2 Minuten rühren, oder bis weich.

11.Fügen Sie Hühnerschenke und kochen für 2-3 Minuten, gelegentlich drehen.

12.Taste für Dierichtigkeit, stellen Sie die Gewürze und fügen Sie dann Brühe.

13.Bringen Sie es zum Kochen und entfernen Sie von der Hitze. Die Oberschenkel auf eine Servierplatte geben und mit Karottenpüree bestreuen und mit Petersilie bestreuen.

Ernährung: Kalorien: 150 Kohlenhydrate: 0g Protein: 18g Fett: 8g Zucker: 0g Natrium: 257mg

Türkei mit Sauce

Zubereitungszeit: 10 Minuten

Kochzeit: 1 Stunde

Portionen: 4

Zutaten:

• 1 Tasse schwere Sahne

• 1 Esslöffel Olivenöl

• 1 rote Zwiebel, in Scheiben geschnitten

• 1/2 Teelöffel Garam Masala

• 1 roter Chili, gehackt

• 1 Teelöffel süße Paprika

• 1/2 Tasse Schnittlauch, gehackt

• 1 Pfund Putenbrüste, hautlos, knochenlos und gewürfelt

• 1 Esslöffel Senf

• 1 Esslöffel Kalkschale, gerieben

Wegbeschreibungen:

1.In eine große Sous-Vide-Tasche, kombinieren Sie den

Truthahn mit dem Senf, Sahne und den anderen Zutaten,

werfen, versiegeln Sie den Beutel, tauchen Sie in das

Wasserbad, kochen Bei 170 Grad F für 1 Stunde, teilen Sie die

Mischung zwischen den Tellern und servieren.

Ernährung: Kalorien 210 Fett 8 Ballaststoffe 2 Kohlenhydrate 6

Protein 11

Pesto Türkei

Zubereitungszeit: 10 Minuten

Kochzeit: 50 Minuten

Portionen: 4

Zutaten:

• 1 Pfund Putenbrüste, hautlos, knochenlos und gewürfelt

• 1/2 Tasse Hühnerbrühe

• 1 Esslöffel Basilikum-Pesto

• 1 Esslöffel Limettensaft

• 2 Esslöffel Olivenöl

• 1 Teelöffel Chilipulver

• Eine Prise Salz und schwarzer Pfeffer

• 1 Esslöffel Schnittlauch, gehackt

Wegbeschreibungen:

1. In eine große Sous-Vide-Tasche, mischen Sie den Truthahn mit dem Stock, Pesto und den anderen Zutaten, versiegeln Sie den Beutel und kochen Sie im Wasserbad bei 180 Grad F für 50 Minuten.

2.Teilen Sie alles zwischen den Tellern und servieren.

Ernährung: Kalorien 16 Fett 8 Ballaststoffe 2 Kohlenhydrate 5

Protein 9

Porterhouse Steak

Zubereitungszeit: 15 Minuten

Kochzeit: 1 Stunde

Portionen: 4

Zutaten:

• 2 Esslöffel Bio-Butter

• 8 frische Thymianzweige, geteilt

• 1 frischer Rosmarinzweig, halbiert

• 2 Lorbeerblätter

• 2 (1 Zoll dicke) Porterhouse Steaks

• Koscheres Salz und Cracker schwarzer Pfeffer, nach

Geschmack

Wegbeschreibungen:

1.Befestigen Sie den Sous vide Tauchzirkulator mit einer

verstellbaren Klemme an einem Cambro-Behälter oder Topf

mit Wasser und erhitzen Sie Wasser auf 126 °F.

2.In eine kleine Pfanne, schmelzen Butter bei mittlerer Hitze und kochen Kräuterzweige und Lorbeerblätter für 3 Minuten. Von der Hitze entfernen und abkühlen lassen.

3.Season Porterhouse Steaks mit Salz und frisch geknacktem schwarzem Pfeffer.

4.In 2 große Kochbeutel, gleichmäßig teilen Steaks und ButterMischung so dass jeder Beutel enthält 1 Steak, 4 Thymian-Zweige, 1/2 Rosmarin-Zweig und 1 Lorbeerblatt. Versiegeln Sie die Beutel fest, nachdem Sie die überschüssige Luft entfernt haben. Beutel in Sous-Vide-Bad legen und die Garzeit für 1 Stunde einstellen.

5.Vorheizen Grill zu hoher Hitze.

6.Entfernen Sie Beutel aus dem Sous-vide-Bad und öffnen Sie sorgfältig. Entfernen Sie Steaks aus Beuteln und reservieren Sie Kochflüssigkeit in einem Backblech. Trocknen Sie Steaks mit Papiertüchern.

7.Stellen Sie Steaks auf dem Grill für 15 Sekunden dann drehen 90 Grad und Grill für weitere 15 Sekunden. Drehen und wiederholen Sie den Vorgang.

8.Entfernen Sie Steaks vom Grill und übertragen Sie auf das Backblech der reservierten Kochflüssigkeit. Fell Steaks gleichmäßig mit Kochflüssigkeit.

9.Sofort servieren.

Ernährung: Kalorien 471 Gesamtfett 32.8g Total Carb 6.1g Diätfaser 0.4g Protein 36g

Süße würzige Chicken Drumsticks

Zubereitungszeit: 2 Stunden 20 Minuten

Kochzeit: 50-120 Minuten

Portionen: 3

Zutaten:

• 1/2 EL Zucker

• 1/2 Tasse Sojasauce

• 2 1/2 TL Ingwer, gehackt

• 2 1/2 TL Knoblauch, gehackt

• 2 1/2 TL rotes Chili-Püree

• 1/4 LB kleine Hähnchentrommeln, hautlos

• 2 EL Olivenöl

• 2 EL Sesamsamen zum Garnieren

• 1 Jakobsmuschel, gehackt, um zu garnieren

• Salz und schwarzer Pfeffer nach Geschmack

Wegbeschreibungen:

1. Machen Sie ein Wasserbad, legen Sie Sous Vide in sie, und setzen Sie auf 165 F.

2.Rub Huhn mit Salz und Pfeffer.

3.Put Huhn in einem vakuumverschließbaren Beutel, Freisetzung Luft durch Wasserverschiebung Methode und versiegeln.

4.Put die Tasche in das Wasserbad und stellen Sie den Timer für 2 Stunden.

5.Sobald der Timer angehalten hat, entfernen und entsiegeln Sie den Beutel. In einer Schüssel die restlichen aufgeführten Zutaten mit Ausnahme von Olivenöl mischen.

6.Stellen Sie beiseite. Öl in einer Pfanne bei mittlerer Hitze erhitzen, Huhn hinzufügen.

7.Einmal sie auf beiden Seiten leicht braun, fügen Sie die Sauce und beschichten Sie das Huhn mit ihm.

8.Kochen für 10 Minuten.

9.Garnish mit Sesam und Jakobsmuscheln.

10.Servieren Sie mit einer Seite Blumenkohlreis.

Ernährung: Kalorien: 150 Kohlenhydrate: 0g Protein: 18g Fett: 8g Zucker: 0g Natrium: 257mg

Ingwer Marmelade Huhn

Zubereitungszeit: 7 Minuten

Kochzeit: 4 Stunden

Portionen: 4

Zutaten

•2 lbs. Knochen-in-Haut-auf Huhn

•4 Esslöffel Marmelade Ihrer Wahl

•2 Esslöffel gehackter Ingwer

•Salz und Pfeffer nach Bedarf

Wegbeschreibungen:

1.Bereiten Sie Ihr Wasserbad mit Ihrem Sous Vide

Tauchzirkulator vor und erhöhen Sie die Temperatur auf 170

Grad Fahrenheit

2.Das Huhn mit Salz und Pfeffer würzen

3.Legen Sie die Zutaten (einschließlich des Huhns) in einen

schweren, wiederverschließbaren Beutel und Siegel mit der

Tauchmethode

4.Tauchen Sie die Tasche und kochen für 4 Stunden

5.Übertragen Sie das gekochte Huhn auf eine Backform

6.Erhitzen Sie den Masthähnchen auf eine Temperatur von

500-Grad Fahrenheit

7.Arrange ein Rack, stellen Sie sicher, dass es 20 cm von der

Wärmequelle entfernt ist

8.Stellen Sie die Backform auf den Masthähnchen und

Dasmaser für 10 Minuten, bis knusprig

9.Entfernen und servieren!

Ernährung: Kalorien: 726 Kohlenhydrate: 9g Protein: 64g Fett:

48g Zucker: 2g Natrium: 291mg

Orange Chicken Mix

Zubereitungszeit: 10 Minuten

Kochzeit: 2 Stunden

Portionen: 4

Zutaten:

•1 Pfund Hühnerbrust, hautlos, knochenlos und grob gewürfelt

•1 Tasse Orange, geschält und in Segmente geschnitten

•1 Esslöffel Avocadoöl

•1 Tasse Orangensaft

•1 Esslöffel Schnittlauch, gehackt

•Eine Prise Salz und schwarzer Pfeffer

Wegbeschreibungen:

1.In eine große Sous-Vide-Tasche, mischen Sie das Huhn mit der Orange, Öl und den anderen Zutaten, werfen, versiegeln Sie den Beutel, tauchen Sie in das Wasserbad und kochen bei 175 Grad F für 2 Stunden.

2.Teilen Sie die Mischung in Schüsseln und servieren.

Ernährung: Kalorien 200 Fett 7 Ballaststoffe 2 Kohlenhydrate 6

Protein 11

Huhn mit Kirschmarmelade

Zubereitungszeit: 4 Stunden 25 Minuten

Kochzeit: 50-120 Minuten

Portionen: 4

Zutaten:

• 2 Pfund Knochen-in-Haut-auf Huhn

• 4 EL Kirschmarmelade

• 2 EL gemahlene Muskatnuss

• Salz und schwarzer Pfeffer nach Geschmack

Wegbeschreibungen:

1. Bereiten Sie ein Wasserbad vor und legen Sie den Sous Vide hinein.

2. Set auf 172 F.

3. Das Huhn mit Salz und Pfeffer würzen und mit den restlichen Zutaten kombinieren.

4. Legen Sie es in einen vakuumverschließbaren Beutel.

5. Freisetzung luft durch die Wasserverdrängungsmethode, Versiegeln und untertauchen Sie den Beutel in das Wasserbad.

6.Kochen für 4 Stunden.

7.Sobald der Timer angehalten hat, entfernen Sie die Tasche

und bewegen Sie sich in eine Backform.

8.Den Ofen auf 500 F. erhitzen und 10 Minuten braten, bis er

knusprig ist.

9.Transfer auf einen Teller und servieren.

Ernährung: Kalorien: 150 Kohlenhydrate: 0g Protein: 18g Fett:

8g Zucker: 0g Natrium: 257mg

Honig gedranden Ente Brust

Zubereitungszeit: 7 Minuten

Kochzeit: 31/2 Stunden

Portionen: 3

Zutaten:

• 1 x 6 Unzen knochenlose Entenbrust

• 1/4 Teelöffel Zimt

• 1/4 Teelöffel geräucherter Paprika

• 1/4 Teelöffel Cayennepfeffer

• 1 Teelöffel Honig

• Salz und Pfeffer nach Bedarf

Wegbeschreibungen:

1.Bereiten Sie Ihr Wasserbad mit Ihrem Sous Vide

Tauchzirkulator vor und erhöhen Sie die Temperatur auf

134,9 Grad Fahrenheit

2.Entfernen Sie die Entenbrust von der Verpackung und klopfen Sie trocken mit einem Küchentuch

3.Score die Haut der Entenbrust mit einem Schraffur-Muster - nicht schneiden Sie das Fleisch, streuen Sie etwas Salz über

4.Nehmen Sie eine mittelgroße Pfanne/Skillet und legen Sie sie auf Ihren Herd bei mittlerer Hitze

5.Put die Brust in der Pfanne und kochen für 3-4 Minuten, um sicherzustellen, dass die Hautseite nach unten

6.Entfernen Sie die Brust aus Ihrer Pfanne und stellen Sie sie auf eine Oberfläche

7.Fügen Sie Paprika, Cayennepfeffer und Zimt in einer kleinen Schüssel und mischen Sie alles gut

8.Spread die Mischung über die Entenbrust und würzen, etwas zusätzliches Salz und Pfeffer hinzufügen

9.Jetzt legen Sie die Brust in eine schwere, wiederverschließbare Tasche mit einem Teelöffel Honig und versiegeln Sie die Tasche mit der Tauchmethode und tauchen Sie sie unter Wasser

10.Cook für ca. 3 1/2 Stunden und nehmen Sie es heraus, einmal fertig

11.Pat trocken und legen Sie in einer Pfanne bei großer Hitze für ca. 2 Minuten zu nähen, stellen Sie sicher, dass Sie die Hautseite nach unten

12.Flip es und Sear für weitere 30 Sekunden, lassen Sie sich ruhen und dienen!

Ernährung: Kalorien: 304 Kohlenhydrate: 25g Protein: 18g Fett: 15g Zucker: 19g Natrium: 612mg

Zitronengras Huhn Schale

Zubereitungszeit: 5 Minuten

Kochzeit: 45 Minuten

Portionen: 3

Zutaten:

• 1 Pfund Hühnerbrust

• 1 Stiel aus frischem Zitronengras, gehackt

• 2 Esslöffel Fischsauce

• 2 Esslöffel Kokoszucker

• 1/2 Teelöffel Salz

• 1 Esslöffel Chili-Knoblauchsauce

Wegbeschreibungen:

1.Bereiten Sie Ihr Wasserbad mit Ihrem Sous Vide

Tauchzirkulator vor und erhöhen Sie die Temperatur auf 150

Grad Fahrenheit

2.Schneiden Sie das Huhn in Biss Größe Portionen und legen

Sie sie in eine Schüssel

3.Chop das Zitronengras und legen Sie in einem Mixer

4.Fügen Sie die Fischsauce, Zucker und Salz und mischen Sie

gut

5.Pour die Marinade über Ihr Huhn und gut mischen

6.Einstecken Spieße in das Huhn

7.Keep repeating, bis das ganze Huhn verwendet wurde

8.Legen Sie das spießige Huhn in einen schweren,

wiederverschließbaren Beutel, versiegeln Sie es mit der

Tauchmethode und tauchen sie ein und kochen Sie 45

Minuten lang.

9.Entfernen Sie den Beutel in ein Wasserbad zu kühlen

10.Entfernen Sie das Huhn aus dem Beutel und schneiden Sie

es noch mehr, wenn Sie es vorziehen

11.Pinsel mit Chili-Knoblauch-Sauce

12.Sear das Huhn auf einer Pfanne bei mittlerer Hitze und

dann servieren

Ernährung: Kalorien: 304 Kohlenhydrate: 34g Protein: 22g

Fett: 9g Zucker: 7g Natrium: 529mg

Zitronenhuhn mit Minze

Zubereitungszeit: 2 Stunden 40 Minuten

Kochzeit: 50-120 Minuten

Portionen: 3

Zutaten:

• 1 Pfund Hähnchenschenklchen, knochen- und hautlos

• 1/4 Tasse Öl

• 1 EL frisch gepresster Zitronensaft

• 2 Knoblauchzehen, zerkleinert

• 1 TL Ingwer

• 1 EL Cayennepfeffer

• 1 TL frische Minze, fein gehackt

• 1/2 TL Salz

Wegbeschreibungen:

1.In einer kleinen Schüssel Olivenöl mit Zitronensaft,

Knoblauch, gemahlenem Ingwer, Minze, Cayennepfeffer und

Salz kombinieren.

2.Großzügig jeden Oberschenkel mit dieser Mischung bürsten und mindestens 30 Minuten kühl stellen.

3.Entfernen Sie die Oberschenkel aus dem Kühlschrank.

4.Stellen Sie in einem großen vakuumverschließbaren Beutel und kochen Sie für 2 Stunden bei 149 F.

5.Aus dem vakuumverschließbaren Beutel entfernen und sofort mit Frühlingszwiebeln servieren.

Ernährung: Kalorien: 150 Kohlenhydrate: 0g Protein: 18g Fett: 8g Zucker: 0g Natrium: 257mg

Snack

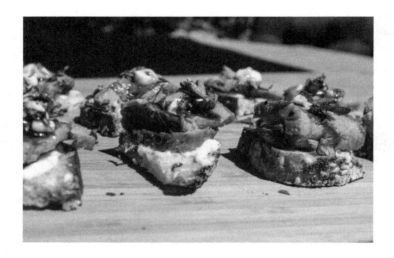

Chili Pork Stew mit frischem Cilantro

Zubereitungszeit: 10 Minuten

Kochzeit: 1 Stunde;

Portionen: 5

Ernährung: Kalorien: 427 Gesamtfett: 23g gesättigte

Fettsäuren: 18g Trans Fett: 0g Protein: 34g Netto

Kohlenhydrate: 9g Gesamt kohlenhydratreiche: 3g

Ballaststoffe: 4g Zucker: 8g Cholesterin: 122mg Natrium:

237mg Kalium: 755mg

Zutaten:

• 5 Pfund Schweineschulter, in 1 Zoll dicke Stücke geschnitten

• 1 kleine Zwiebel, in Scheiben geschnitten

• 3/4 Tasse Rindfleischbrühe

• 4 Esslöffel Pflanzenöl

• 1/2 Tasse grün Tomatillo Salsa

• 1/2 Teelöffel rosa Himalaya Salz

• 1/4 Teelöffel schwarzer Pfeffer, frisch gemahlen

• Servieren Sie mit:

• Eine Handvoll frischer Koriander, grob gehackt

Wegbeschreibungen:

1. Erhitzen Sie das Öl in einer großen Pfanne bei mittlerer Hitze. Zwiebeln hinzufügen und rühren, bis sie durchscheinend sind und ständig unter Rühren rühren.

2. Fügen Sie Fleisch und braun für 4 Minuten. Von der Hitze nehmen und in einen großen Ziploc-Beutel zusammen mit Zwiebeln, Rinderbrühe, Tomatillo-Salsa, Salz und Pfeffer übertragen. Versiegeln Sie die Tasche und kochen en sous vide für 1 Stunde bei 144 Grad.

Rotwein Rindfleisch Rippen

Zubereitungszeit: 15 Minuten

Kochzeit: 6 Stunden;

Portionen: 3

Ernährung: Kalorien: 453 Gesamtfett: 22gGesättigte Fett: 6g

Trans Fett: 0g Protein: 49g Net Kohlenhydrate: 7g Gesamt

kohlenhydratreiche: 13g Diätfasern: 6g

Zucker:8g Cholesterin: 138mg Natrium: 648mg Kalium:

995mg

Zutaten:

• 1 Pfund Rindfleisch kurze Rippen

• 1/4 Tasse Rotwein

• 1 Teelöffel Honig

• 1/2 Tasse Tomatenmark

• 2 Esslöffel Olivenöl

• 1/2 Tasse Rinderbrühe

• 1/4 Tasse Apfelessig

• 1 Knoblauchzehe, gehackt

- 1/2 Teelöffel Salz

- 1/4 Teelöffel schwarzer Pfeffer, gemahlen

- Servieren Sie mit:

- Geschredderter Kohl

Wegbeschreibungen:

1. Spülen und abtropfen lassen Sie die Rippen in einem großen Kolander. Mit Salz und Pfeffer abschmecken und in einem großen Ziploc zusammen mit Wein, Tomatenmark, Rinderbrühe, Honig und Apfelwein abstellen.

2. Cook en sous vide für 6 Stunden bei 140 Grad. Aus dem Wasserbad nehmen und beiseite stellen.

3. In eine große Pfanne, erhitzen Sie das Olivenöl bei mittlerer Hitze. Knoblauch zugeben und rühren, bis sie lichtdurchlässig sind.

4. Jetzt Rippen und braun für 10 Minuten hinzufügen.

5. Serve mit geschreddertem Kohl.

Garnelen- und Gurkensalat

Zubereitungszeit: 10 Minuten

Kochzeit: 30 Minuten

Portionen: 4

Zutaten:

• 3 Gurken, mit einem Spiralisierer geschnitten

• 1/2 Tasse Minze, gehackt

• 2 Pfund Garnelen, geschält und deveined

• 1 Tasse schwarze Oliven, entsteint und halbiert

• 1 Esslöffel Olivenöl

• Salz und schwarzer Pfeffer nach Geschmack

• 2 Esslöffel Limettensaft

• 2 Teelöffel Chili-Knoblauchsauce

• 1 Esslöffel Schnittlauch, gehackt

Wegbeschreibungen:

1.In eine Sous-Vide-Tasche, kombinieren Sie die Garnelen mit

den Gurken, Minze und den anderen Zutaten, werfen,

versiegeln Sie den Beutel, tauchen Sie ihn in Ihren

vorgeheizten Wasserofen und kochen Sie bei 140 Grad F für 30

Minuten.

2.Teilen Sie in Schalen und servieren.

Ernährung: Kalorien 150, Fett 2, Ballaststoffe 3, Kohlenhydrate

6, Protein 6

Tomaten-Pfeffer-Omelet

Zubereitungszeit: 15 Minuten

Kochzeit: 15 Minuten;

Portionen: 3

Ernährung: Kalorien: 302 Gesamtfett: 20g gesättigte

Fettsäuren: 5g Trans Fett: 0g Protein: 18g Netto

Kohlenhydrate: 14g Gesamt kohlenhydratreiche: 16g

Diätballaststoffe: 6g Zucker: 12g Cholesterin: 372mg Natrium:

311mg Kalium: 903mg

Zutaten:

•6 große Eier, geschlagen

•2 große rote Paprika, entkernt und fein gehackt

•6 Kirschtomaten, halbiert

•1 kleine rote Zwiebel

•2 Esslöffel Olivenöl

•1/4 Teelöffel Meersalz

•1/4 Teelöffel schwarzer Pfeffer, gemahlen

•Servieren Sie mit:

• Griechischer Joghurt

Wegbeschreibungen:

1.Den Ofen auf 400 Grad vorheizen. Etwas Backpapier auf ein mittleres Backblech legen und beiseite stellen.

2.Schlagen Sie die Eier in einer mittleren Schüssel. Mit Salz und Pfeffer bestreuen und bestreuen, bis sie kombinieren. Gießen Sie die Mischung in eine Ziploc Tasche und Versiegelung. Cook en sous vide für 10 Minuten bei 167 Grad.

3.In der Zwischenzeit das Öl in einer mittleren Pfanne über eine mittelhohe Temperatur vorheizen. Zwiebel hinzufügen und 4 Minuten rühren, bis sie durchscheinend sind. Paprika zugeben und 2 Minuten kochen. Die Tomaten unterrühren und 1 Minute kochen lassen. Von der Hitze entfernen.

4.Gießen Sie die Eiermischung auf ein vorbereitetes Backblech und top mit Gemüse. Legen Sie es für 5 Minuten in den Ofen.

5.Aus dem Ofen nehmen und sofort servieren.

Beef Broth

Zubereitungszeit: 13 Stunden 25 Minuten

Kochzeit: 30-75 Minuten

Portionen: 6

Zutaten:

•3 LB Rinderfüße

•1 1/2 LB Rinderknochen

•1/2 lb gemahlenes Rindfleisch

•5 Tassen Tomatenmark

•6 süße Zwiebeln

•3 Köpfe Knoblauch

•6 EL schwarzer Pfeffer

•5 Zweige Thymian

•4 Lorbeerblätter

•10 Tassen Wasser

Wegbeschreibungen:

1.Einen Ofen auf 425 F vorheizen.

2.Legen Sie Rinderknochen und Rinderfüße in eine Bratpfanne

und reiben Sie sie mit der Tomatenmark.

3.Knoblauch und Zwiebel hinzufügen. Beiseite legen.

4.Legen und zerbröckeln gemahlenes Rindfleisch in einer

anderen Röstpfanne.

5.Die Bratpfannen in den Ofen stellen und bis dunkelbraun

rösten.

6.Einmal fertig, Abtropfen Fett aus den Bratpfannen.

7.Machen Sie ein Wasserbad in einem großen Behälter, legen

Sie Sous Vide in sie, und setzen Sie auf 195 F. Trennen Sie das

hackige Rindfleisch, gebratenes Gemüse, schwarzen Pfeffer,

Thymian und Lorbeerblätter in 3 Vakuumbeutel.

8.Die Bratpfannen mit Wasser ablöschen und in die Tüten

geben.

9.Falten Sie die Oberseite der Taschen 2 bis 3 Mal.

10.Legen Sie die Säcke in das Wasserbad und kleben Sie sie an

den Sous Vide Behälter. Stellen Sie den Timer für 13 Stunden

ein.

11.Sobald der Timer angehalten hat, entfernen Sie die Beutel und übertragen Sie die Zutaten in einen Topf.

12.Bringen Sie die Zutaten bei großer Hitze zum Kochen.

13.Kochen für 15 Minuten. Wärme und Dehnung ausschalten.

14.Verwenden Sie den Bestand als Suppenbasis.

Ernährung: Kalorien: 109 Gesamtfett – 10.1g

Gesamtkohlenhydrat: 5.6g Ballaststoffe: 1.9g Protein: 4.8g

Knoblauch Basilikum Rub

Zubereitungszeit: 55 Minuten

Kochzeit: 30-75 Minuten

Portionen: 15

Zutaten:

- 2 Köpfe Knoblauch, zerkleinert

- 2 TL Olivenöl

- Eine Prise Salz

- 1 Kopf Fenchelbirne, gehackt

- 2 Zitronen, zested und saftes

- 1/4 Zucker

- 25 Basilikumblätter

Wegbeschreibungen:

1.Machen Sie ein Wasserbad, legen Sie Sous Vide in sie, und

setzen Sie auf 185 F.

2.Legen Sie den Fenchel und den Zucker in einen vakuumverschließbaren Beutel.

3.Freisetzung luft durch die Wasserverdrängungsmethode, Versiegeln und untertauchen Sie den Beutel in das Wasserbad.

4.Stellen Sie den Timer für 40 Minuten ein.

5.Sobald der Timer angehalten hat, entfernen und entsiegeln Sie den Beutel.

6.Transfer den Fenchel, Zucker, und die übrigen aufgeführten Zutaten auf einen Mixer und Püree zu glatt.

7.Store in einem Gewürzbehälter und verwenden Sie bis zu einer Woche mit Kälte.

Ernährung: Kalorien: 109 Gesamtfett – 10.1g

Gesamtkohlenhydrat: 5.6g Ballaststoffe: 1.9g Protein: 4.8g

Thunfischbiss

Zubereitungszeit: 15 Minuten

Kochzeit: 30 Minuten

Portionen: 6

Zutaten:

- 1 Pfund Thunfischfilets, knochenlos und grob gewürfelt

- 1 Esslöffel Olivenöl

- 1 Esslöffel Sojasauce

- 1 Teelöffel Chilipulver

- 1/2 Teelöffel Dill, getrocknet

- 1 Esslöffel Petersilie, gehackt

- Salz und schwarzer Pfeffer nach Geschmack

Wegbeschreibungen:

1.In eine Sous-Vide-Tasche, kombinieren Sie den Thunfisch mit dem Öl, Sojasauce und den anderen Zutaten, werfen, versiegeln, in den vorgeheizten Wasserofen tauchen und bei 130 Grad F für 30 Minuten kochen.

2.Ordnen Sie die Thunfischbisse auf einem Teller an und servieren Sie sie als Vorspeise.

Ernährung: Kalorien 170, Fett 2, Ballaststoffe 1, Kohlenhydrate 6, Protein 6

Zitronenmuscheln

Zubereitungszeit: 5 Minuten

Kochzeit: 20 Minuten

Portionen: 4

Zutaten:

- 2 Pfund Muscheln, entbärtigt und geschrubbt

- 1/2 Teelöffel Rosmarin, getrocknet

- 1/2 Teelöffel süße Paprika

- 1 Esslöffel Butter, geschmolzen

- 1 Esslöffel Zitronensaft

Wegbeschreibungen:

1.Put die Muscheln in einem Sous vide Beutel, fügen Sie den Rosmarin und die anderen Zutaten, versiegeln Sie den Beutel, tauchen Sie in den vorgeheizten Wasserofen und kochen bei 194 Grad F für 20 Minuten.

2.Muscheln auf einem Teller anordnen und servieren.

Ernährung: Kalorien 100, Fett 1, Ballaststoffe 1, Kohlenhydrate 6, Protein 2

Dessert

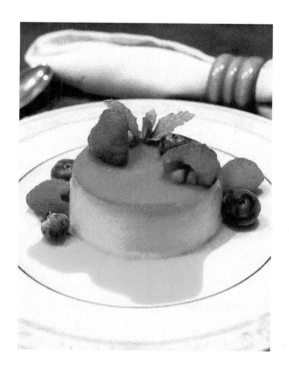

Cremige Tomaten

Zubereitungszeit: 10 Minuten

Kochzeit: 20 Minuten

Portionen: 2

Zutaten:

• 1/2 Teelöffel Chilipulver

• 1/4 Tasse schwere Creme

• Eine Prise Salz und schwarzer Pfeffer

• 1 Esslöffel Dill, gehackt

• 4 Jakobsmuscheln, gehackt

• 1 Esslöffel Avocadoöl

• 1 Pfund Kirschtomaten, halbiert

Wegbeschreibungen:

1. In eine Sous-Vide-Tasche, mischen Sie die Tomaten mit den Jakobsmuscheln und den anderen Zutaten, versiegeln Sie den Beutel und kochen Sie im Wasserofen bei 165 Grad F für 20 Minuten.

2. Teilen Sie die Mischung zwischen den Platten und servieren.

Ernährung: Kalorien 122 Fett 7 Ballaststoffe 3 Kohlenhydrate

10 Protein 4

Chives Kartoffeln

Zubereitungszeit: 10 Minuten

Kochzeit: 30 Minuten

Portionen: 2

Zutaten:

• 2 Esslöffel Butter, geschmolzen

• 1 Pfund Goldkartoffeln, geschält und in Keile geschnitten

• 2 Esslöffel Balsamico-Essig

• Eine Prise Salz und schwarzer Pfeffer

• 1 Esslöffel Schnittlauch, gehackt

Wegbeschreibungen:

1. In eine Sous-Vide-Tasche, mischen Sie die Kartoffeln mit der geschmolzenen Butter und den anderen Zutaten, versiegeln Sie den Beutel und kochen Sie im Wasserofen und kochen Sie bei 180 Grad F für 30 Minuten.

2. Unterteilen Sie zwischen Tellern und dienen als Beilage.

Ernährung: Kalorien 152 Fett 4 Ballaststoffe 4 Kohlenhydrate 12 Protein 5.3

Feigen Schalen und Avocado

Zubereitungszeit: 10 Minuten

Kochzeit: 40 Minuten

Portionen: 4

Zutaten:

- 1/2 Tasse Kokosmilch

- 1/2 Tasse Zucker

- 1/2 Teelöffel Ingwer, gemahlen

- 1 Tasse schwere Sahne

- 1 Tasse Avocado, geschält, entsteint und gewürfelt

- 1 Pfund Feigen, halbiert

Wegbeschreibungen:

1.In eine Sous-Vide-Tasche, mischen Sie die Avocado mit den Feigen und den anderen Zutaten, werfen, versiegeln Sie den Beutel, tauchen Sie ihn in den vorgeheizten Wasserofen und kochen Sie bei 170 Grad F für 40 Minuten.

2.Teilen Sie in Schüsseln und servieren kalt.

Ernährung: Kalorien 121 Fett 2 Ballaststoffe 2 Kohlenhydrate 6

Protein 4

Ingwer Grüne Bohnen

Zubereitungszeit: 10 Minuten

Kochzeit: 25 Minuten

Portionen: 4

Zutaten:

• 1 Esslöffel Avocadoöl

• 1 rote Chili,gehackt

• 1 Esslöffel Ingwer, gerieben

• 2 Knoblauchzehen, gehackt

• Salz und schwarzer Pfeffer nach Geschmack

• 1 Esslöffel Koriander, gehackt

• 2 Tassen grüne Bohnen, getrimmt und halbiert

• 1 Esslöffel Zitronenschale, gerieben

• 1 Esslöffel Balsamico-Essig

Wegbeschreibungen:

1.In eine Sous-Vide-Tasche, mischen Sie die grünen Bohnen

mit essig, Zitronenschale und den anderen Zutaten, versiegeln

Sie den Beutel, tauchen Sie in den Wasserofen und kochen Sie

bei 160 Grad F für 25 Minuten.

2.Teilen Sie die Mischung zwischen den Tellern und dienen

als Beilage.

Ernährung: Kalorien 256 Fett 14 Ballaststoffe 5 Kohlenhydrate

15 Protein 5

Thai Auberginen Mix

Zubereitungszeit: 10 Minuten

Kochzeit: 2 Stunden

Portionen: 4

Zutaten:

• 2 Esslöffel Balsamico-Essig

• 1 Esslöffel Olivenöl

• Salz und schwarzer Pfeffer nach Geschmack

• 2 Esslöffel Limettensaft

• 2 Esslöffel Sojasauce

• 2 Esslöffel Schnittlauch, gehackt

• 2 Pfund Auberginen, geschält und grob gewürfelt

• 3 Knoblauchzehen, gehackt

• 2 Thai Chilischoten, gehackt

Wegbeschreibungen:

1.In einem Sous-Vide-Beutel, kombinieren Sie die Auberginen

mit dem Knoblauch, Chilischoten und den anderen Zutaten,

werfen, versiegeln Sie den Beutel, tauchen Sie in den

vorgeheizten Wasserofen und kochen Sie bei 185 Grad F für 2

Stunden.

2.Teilen Sie die Mischung zwischen den Tellern und dienen

als Beilage.

Ernährung: Kalorien 212 Fett 4 Ballaststoffe 5 Kohlenhydrate

12 Protein 4

Lime Jam

Zubereitungszeit: 10 Minuten

Kochzeit: 45 Minuten

Portionen: 8

Zutaten:

• 2 Esslöffel Kalkschale, gerieben

• 2 Esslöffel Limettensaft

• 1 Tasse Zucker

• 1 Tasse Wasser

• 1 Esslöffel Ingwer, gerieben

Wegbeschreibungen:

1. In einen Sous-Vide-Beutel, mischen Sie den Limettensaft mit dem Zucker und den anderen Zutaten, versiegeln Sie den Beutel, tauchen Sie ihn in den vorgeheizten Wasserofen und kochen Sie 45 Minuten bei 160 Grad F.

2. Teilen Sie in Schüsseln und servieren kalt.

Ernährung: Kalorien 162 Fett 2 Ballaststoffe 3 Kohlenhydrate 8 Protein 4

Heißer Blumenkohl

Zubereitungszeit: 10 Minuten

Kochzeit: 20 Minuten

Portionen: 4

Zutaten:

- 1 Esslöffel Avocadoöl

- 1 Teelöffel Chilipulver

- Saft von 1 Limette

- 1 rote Chili,gehackt

- 1 Pfund Blumenkohlblüten

- 2 Knoblauchzehen, gehackt

- Eine Prise Salz und schwarzer Pfeffer

- 1/2 Teelöffel Kurkuma Pulver

- 1/2 Teelöffel Paprikaflocken, zerkleinert

Wegbeschreibungen:

1.In eine Sous-Vide-Tasche, mischen Sie den Blumenkohl mit

dem Öl, Chili und den anderen Zutaten, tossen, versiegeln Sie den Beutel und kochen Sie im Wasserofen bei 170 Grad F für 20 Minuten.

2.Unterteilen Sie zwischen Tellern und dienen als Beilage.

Ernährung: Kalorien 166 Fett 13 Ballaststoffe 3 Kohlenhydrate 9.6 Protein 5

Cremige Birnen

Zubereitungszeit: 10 Minuten

Kochzeit: 50 Minuten

Portionen: 6

Zutaten:

• 1 Pfund, entkernt und in Viertel geschnitten

• 1 Tasse schwere Sahne

• 1/4 Tasse Apfelsaft

• 1 Teelöffel Zimtpulver

• 1/2 Teelöffel Muskatnuss, gemahlen

Wegbeschreibungen:

1. In eine Sous-Vide-Tasche, mischen Sie die Birnen mit der Creme und den anderen Zutaten, versiegeln Sie den Beutel, tauchen Sie ihn in den vorgeheizten Wasserofen und kochen Sie bei 180 Grad F für 50 Minuten.

2. Teilen Sie in Schüsseln und servieren kalt.

Ernährung: Kalorien 100 Fett 2 Ballaststoffe 2 Kohlenhydrate 6 Protein 4

Pfirsichschalen

Zubereitungszeit: 10 Minuten

Kochzeit: 30 Minuten

Portionen: 6

Zutaten:

• 1/2 Teelöffel Zimtpulver

• 1 Teelöffel Vanilleextrakt

• 1 Tasse schwere Sahne

• 6 Pfirsiche, entkernt und in Viertel geschnitten

• 3 Esslöffel Zucker

Wegbeschreibungen:

1.In eine Sous-Vide-Tasche, mischen Sie die Pfirsiche mit dem Zucker und den anderen Zutaten, versiegeln Sie den Beutel, tauchen Sie ihn in das vorgeheizte Wasserbad und kochen Sie bei 183 Grad F für 30 Minuten.

2.Teilen Sie in Schalen und servieren.

Ernährung: Kalorien 125 Fett 3 Ballaststoffe 5 Kohlenhydrate 6 Protein 4

Sojapilze

Zubereitungszeit: 10 Minuten

Kochzeit: 1 Stunde

Portionen: 4

Zutaten:

- 1/2 Teelöffel Kurkuma Pulver

- 1/2 Teelöffel Garam Masala

- Salz und schwarzer Pfeffer nach Geschmack

- Saft von 1 Limette

- 1 Lorbeerblatt

- 2 Esslöffel Olivenöl

- 1/2 Teelöffel Rosmarin, getrocknet

- 1 Esslöffel Sojasauce

- 1 Pfund weiße Pilze, halbiert

Wegbeschreibungen:

1.In eine Sous-Vide-Tasche, kombinieren Sie die Pilze mit dem

Rosmarin, Öl und den anderen Zutaten, werfen, versiegeln Sie den Beutel, tauchen Sie in den vorgeheizten Wasserofen und kochen bei 180 Grad F für 1 Stunde.

2.Pilze zwischen Tellern teilen und als Beilage dienen.

Ernährung: Kalorien 161 Fett 3 Ballaststoffe 6 Kohlenhydrate 7 Protein 5

Balsamico Karotten und Parsnips

Zubereitungszeit: 10 Minuten

Kochzeit: 2 Stunden

Portionen: 4

Zutaten:

• 2 Pfund Baby Karotten, geschält

• 1/2 Pfund Parsnips, geschält und in Streichholzstäbe

geschnitten

• 2 Esslöffel Olivenöl

• 1 Esslöffel Balsamico-Essig

• 2 Esslöffel Zucker

• 1/2 Teelöffel Rosmarin, getrocknet

• 1 Esslöffel Schnittlauch, gehackt

• Salz und schwarzer Pfeffer nach Geschmack

Wegbeschreibungen:

1.In einem Sous-Vide-Beutel, kombinieren Sie die Karotten

mit den Parsnips, Öl, Essig und den anderen Zutaten,

versiegeln Sie den Beutel, tauchen Sie in Ihren vorgeheizten

Wasserofen ein und kochen Sie 2 Stunden bei 185 Grad F.

2.Unterteilen Sie zwischen Tellern und dienen als Beilage.

Ernährung: Kalorien 121 Fett 2 Ballaststoffe 5 Kohlenhydrate 5

Protein 4

CPSIA information can be obtained
at www.ICGtesting.com
Printed in the USA
LVHW082234070821
694771LV00003B/72